AF500809

RAPPORT

ADRESSÉ

AU CONSEIL D'HYGIÈNE ET DE SALUBRITÉ

du Département de la Loire-Inférieure.

SUR LES AMÉLIORATIONS

A APPORTER

AU COURS DE LA CHÉZINE

PAR M. DE RUSTAING DE RIVAS,
médecin de l'Hospice Saint-Jacques.

NANTES,
Imprimerie de Mme ve Mellinet, place du Pilori, n° 5.

1865

RAPPORT

ADRESSÉ

AU CONSEIL D'HYGIÈNE ET DE SALUBRITÉ

DU DÉPARTEMENT DE LA LOIRE-INFÉRIEURE,

SUR LES

AMÉLIORATIONS A APPORTER AU COURS DE LA CHÉZINE.

Le 5 mars 1864, M. le sénateur, Maire de Nantes, adressait au Conseil la lettre suivante :

« MONSIEUR LE PRÉSIDENT,

» Depuis longtemps je m'occupe de l'assainissement de la Chézine et j'y ai fait exécuter des travaux de curage assez importants sans que l'état de ce cours d'eau ait été amélioré d'une manière sensible.

» Afin d'atteindre le but que je me propose, j'ai l'honneur de vous prier, Monsieur le président, d'avoir la bonté d'appeler la commission que vous présidez à indiquer les travaux qui lui paraîtraient de nature à assainir le cours d'eau dont il s'agit.

» J'appelle tout particulièrement son attention sur les questions suivantes :

» 1° Y a-t-il inconvénient grave à permettre l'écoulement dans la Chézine des eaux chaudes de la raffinerie Cézard ?

» 2° Quels sont les autres établissements industriels qui concourent le plus à l'insalubrité par l'écoulement de leurs eaux ou autres résidus à la Chézine ?

» Agréez, Monsieur le président, l'assurance de ma considération très distinguée.

» *Le Maire*,

» Cuissart,

» adjoint. »

Une commission, composée de MM. Bobierre, de Rivas, Abadie, Calloch et Malherbe, fut chargée d'étudier la question, et dans la séance du 22 avril suivant, M. de Rivas, rapporteur de la commission, lut le rapport ci-après qui fut adopté par le Conseil et dont une copie fut adressée à M. le Maire de Nantes :

Messieurs,

La Chézine, après avoir pris sa source dans la commune de Saint-Etienne-de-Mont-Luc, près la Croix-*Gaudin*, située dans le département de la Loire-Inférieure, traverse dans son cours, évalué à 21 kilomètres, les charmants vallons des communes de Saint-Herblain, Chantenay et Nantes. Ses eaux, en entrant dans cette dernière ville, sont maintenant encaissées, surtout depuis le pont de Gigant jusqu'à la Loire, où elle se jette, en passant sous la rue Dobrée et la place de l'Entrepôt.

Son embouchure n'a pas toujours offert l'aspect qu'elle présente maintenant. Jusque dans les premières années du XVIIIe siècle, loin d'être encaissée en un étroit ruisseau, elle s'étendait en un vaste marécage, nommé *île de Chézine ;* ce marais s'étendait le long de la Loire, depuis le Sanitat jusqu'au rocher de Miséry, et en largeur elle atteignait le *pré l'Evêque*. En 1725, il était en partie ruiné et emporté par les inondations et les marées, et pour communiquer de Nantes à l'Hermitage, il fallait faire de longs détours.

L'extension prise par le commerce de Nantes avait cependant déjà forcé les administrateurs de la ville à améliorer cet état de choses. En 1708, pendant la mairie de Nicolas Bouhier, sieur de la Bregeolière, le propriétaire du bois de Launay, Salomon Bonnier, seigneur de la Chapelle-Coquerie, Launay et autres lieux, avait été obligé, par édit du roi, d'affranchir l'île de Chézine, et ensuite on y avait construit une chaussée et un pont, entre la ville et l'Hermitage.

Ces constructions avaient été réparées en 1723, par la compagnie des Indes qui avait projeté de s'établir à Nantes.

Gérard Mellier apporta de nouvelles améliorations au port de cette ville. D'après sa demande, la commune fut autorisée, en 1723, à construire un quai à l'embouchure de la Chézine ; la première pierre en fut posée le 21 août 1726, au nom du maréchal duc d'Estrées, gouverneur, par messire Gérard Mellier et ses échevins. Il fut nommé quai du Port-d'Estrées.

Depuis l'achèvement de ces travaux d'utilité publique, des constructions se sont successivement élevées dans le vallon de la Chézine et se sont même étendues au loin sur les coteaux qui dominent ce cours d'eau. Des quais de la Fosse au pont de Gigant, des remblais ont élevé ses rives et amélioré l'état sanitaire du quartier, sans en détruire toutes les causes d'insalubrité.

Les circonstances qui avaient transformé l'embouchure de la Chézine en un vaste marais, c'est-à-dire le défaut de pente du lit même du ruisseau, déterminèrent d'autres inconvénients, d'autant plus intolérables, que sur tous les points du quartier de Launay et des pentes des coteaux dont les eaux dirigent leur cours forcé dans le lit de la Chézine, s'élevaient des fabriques et des habitations. C'est ainsi qu'il se formait un cloaque véritable de liquides stagnants et corrompus.

Il y a déjà plusieurs années que le cours urbain de la Chézine suscite de justes plaintes, et que la sollicitude de l'administration est éveillée sur ce sujet. Souvent elle a demandé les avis du Conseil de salubrité sur les moyens d'obvier aux graves inconvénients qui lui étaient signalés; sur les règlements de police suffisants pour détruire le mal ou au moins pour l'empêcher d'augmenter et enfin sur les travaux nécessaires pour concourir au même but. Mais malgré tout ce qu'on a pu faire jusqu'à ce moment on n'a rien obtenu, et M. le Maire le reconnaît dans sa lettre du 5 mars dernier : « Depuis longtemps, dit ce magistrat, je m'occupe de l'assainissement de la Chézine et j'y ai fait exécuter des travaux de curage assez importants sans que l'état de ce cours d'eau ait été amélioré d'une manière bien sensible. » Nous ajouterons même que le mal a empiré, parce que les causes d'insalubrité se sont multipliées avec l'extension de l'industrie et l'agglomération de la population.

Le 26 juillet 1843, M. le Maire de Nantes consultait le Conseil à propos de plaintes très fondées, occasionnées par les eaux stagnantes et les rives marécageuses de la Chézine.

Dans une inspection faite avec soin, quelques jours après, le Conseil constatait que ce ruisseau, depuis le quai de la Fosse jusqu'au dessus du pont de Gigant, était encombré par des vases, des herbages et des pierres. Qu'en plusieurs endroits, et surtout en amont du pont, ces différentes matières formaient de véritables barrages, s'opposant au libre cours de l'eau et au flux des marées : il en résultait des flaques d'eau corrompue par la stagnation et le lavage fréquent du linge qui se faisait près du pont de la chaussée de l'Entrepôt et en amont du pont de Gigant.

De là des émanations malsaines, surtout au pont de Gigant, où se trouvait le plus grand nombre de laveuses qui, pendant la saison des basses eaux, construisaient des barrages ou entretenaient ceux que formaient naturellement, à l'entrée de l'arche du pont, les graviers et les ordures entraînés par les eaux pluviales qui se précipitent sur ce point du versant des deux coteaux.

Le Conseil constatait encore que ce barrage, au moment des crues, était un obstacle à l'écoulement des eaux, et que les prairies situées en amont du pont restaient en partie submergées, lorsque les terrains situés en aval étaient déjà découverts et asséchés.

Le Conseil émettait l'avis que le lit et les berges de la Chézine fussent nettoyés aussi souvent que le besoin s'en ferait sentir, et que les graviers et immondices entraînés par la gargouille du pont de Gigant fussent enlevés aussitôt leur dépôt. Il pensait qu'alors, tout obstacle étant enlevé, les eaux s'écouleraient librement, et que le lit serait assaini par le cours périodique des marées.

En 1856, les habitants des quartiers voisins de la rue de l'Entrepôt ayant adressé à M. le Préfet une plainte relativement à l'infection de la Chézine, qu'ils attribuaient aux eaux épanchées dans cette rivière par la savonnerie de MM. Serpette et Lourmand, le Conseil fut consulté de nouveau. Une minutieuse investigation fut faite dans l'usine incriminée, et il fut constaté que les seules eaux que MM. Serpette et Lourmand épanchaient dans le ruisseau étaient celles qu'ils y avaient puisées pour condenser la vapeur de leur machine, et que pendant leur passage dans l'établissement, elles ne se trouvaient en contact qu'avec cette vapeur.

Après cette observation, le Conseil signalait les causes suivantes déterminant l'infection de la Chézine :

1° Les eaux sales, ménagères et de fabrication du coteau de la Ville-en-Bois, qui aboutissent au-dessus du pont de Gigant ;

2° Les eaux sales et ménagères du coteau de Gigant, auxquelles se trouvent mêlées des matières fécales liquides venant d'une maison de la rue Bonne-Louise ;

3° Les eaux ménagères et les égoûts des fosses d'aisance qui viennent se décharger dans la Chézine tout le long de son cours. Il signalait particulièrement à ce sujet, l'égoût des latrines de l'école communale de la rue des Coulées, qui s'ouvre à un mètre au-dessus du niveau actuel des eaux de la Chézine et à quelques mètres en aval de la savonnerie Serpette ;

4° Le ruisseau de l'avenue de Launay, qui a occasionné à plusieurs reprises les plaintes des habitants de ce quartier, et qui aboutit à un regard situé à l'angle de la rue de Brosses.

5° Les immondices, cadavres d'animaux, débris de toute espèce qui encombrent le lit de la rivière et y constituent, sur plusieurs points, des barrages en amont desquels stagne une eau noire et infecte.

6° Le savon qui s'y trouve dissous journellement sur différents points pour le lavage du linge.

Il ajoutait que les inondations, en agitant tous ces foyers d'infection, en épanchant sur les bords de la rivière des eaux chargées de détritus de toute espèce, rendaient momentanément plus sensibles les inconvénients qui résultent de l'état actuel de la Chézine. Au moment des inondations, les eaux chaudes de la raffinerie Nicolas Cézard étaient refoulées, et l'agitation par ces eaux des matières putrides que renferme le lit de la rivière, produisait une infection insupportable.

Pour remédier à ces inconvénients, le Conseil émettait les propositions suivantes :

1° Opérer le curage immédiat de la Chézine, et le répéter toutes les fois qu'il deviendrait nécessaire.

2° S'il était possible, voûter le cours d'eau dans tout son trajet *intra-urbain*.

Le Conseil ajoutait à cet article la note suivante :

« Les difficultés qui se présentent en ce moment pour le curage de la partie voûtée de la Chézine, doivent faire abandonner l'idée de la voûter dans tout son trajet intrà-urbain. »

Mais comme il a été parfaitement démontré que ces difficultés tenaient au vice de construction de la voûte, cette observation tombe d'elle-même.

3° Le dallage ou le pavage de son fond serait une excellente mesure qui pourrait suffire dans le cas où on ne se déciderait pas à construire la voûte mentionnée plus haut.

4° Il conviendrait de murer toutes les parties de ses rives qui ne le sont pas encore.

5° D'opérer dans toute la longueur du canal de fréquents lavages au moyen d'un système d'écluses disposées comme suit :

Retenir au moyen d'un barrage, en amont du pont de Gigant, les eaux de la Chézine, et y réunir celles que le service d'eau épanchera sur la pente du coteau de Gigant ; placer à l'embouchure de la Chézine, dans la Loire, une écluse qui permette de renvoyer à volonté les eaux sales et d'admettre celle des marées.

6° De s'opposer à l'épanchement dans la Chézine du contenu des fosses d'aisances.

Le Conseil terminait son rapport par deux observations : la première, c'est qu'aucun égoût, quelle que soit la nature des liquides qu'il charrie, ne devrait aboutir dans une rivière absolument dépourvue de courant comme la Chézine ; la seconde, c'est que, malgré l'état déplorable de ce cours d'eau, il n'avait été rien tenté pour l'améliorer.

En 1857, le fâcheux état de la Chézine appelait encore l'attention du Conseil, et voici à quelle occasion : Consulté sur la demande faite par M. Benjamin Allard pour être autorisé à déplacer sa fabrique de liqueurs, le Conseil s'informa des causes de sa détermination, et apprit qu'elle avait été nécessitée par l'infection des eaux d'un puits qui lui servait pour sa fabrication, puits dont l'usage avait été interdit par l'autorité municipale.

M. Allard attribuait l'altération de l'eau de son puits à l'infiltration des eaux d'épinage de la savonnerie de MM. Serpette et Lourmand. Le Conseil trouva cette eau noirâtre, couverte d'une écume grise et exhalant une odeur des plus fétides. Cette infection ne pouvait provenir que de l'infiltration de matières putrides, fécales ou autres, épanchées dans l'égoût public dans le parcours de la rue Chevert. Il apprit plus tard que des experts, à qui cette eau avait été soumise, y avaient constaté la présence de matières fécales.

L'égoût de la rue Chevert aboutit dans la Chézine vers la place de l'Entrepôt; dans son trajet il reçoit des eaux pluviales et ménagères, les eaux d'épinage de la savonnerie et des égoûts de latrines. Il reçoit encore les eaux sales d'une partie de la Ville-en-Bois, qui s'écoulent à ciel ouvert par le ruisseau de l'avenue de Launay pour arriver à un regard situé à l'extrémité de la rue de Brosses. A partir de l'entrée de l'avenue de Launay, au point où la Chézine cesse d'être voûtée, cette rivière longe le terrain sur lequel sont bâtis les magasins à vins de M. Allard, et forme là deux coudes qui nuisent à l'écoulement des liquides; de plus, certaines parties de son fond, plus élevées que d'autres situées en amont d'elles, constituent de véritables barrages. Aussi le Conseil constatait que le contenu de ce ruisseau n'était pas de l'eau, mais une vase liquide, noire et infecte. Les poissons qui y vivaient très bien il y a quelques années, y mouraient instantanément.

Le rapporteur mentionnait la part qui revenait dans cet état de choses au ruisseau de Pilleux, qui s'écoule dans la Chézine au-dessous des points signalés plus haut, et qui lui-même a été l'objet de plaintes de la part des habitants du quartier qu'il traverse, infecté qu'il est par les immondices de toutes sortes qui y sont jetées et dans lesquelles une fermentation constante est entretenue par les eaux chaudes qu'y déverse la raffinerie de MM. Cézard.

Au milieu de toutes ces causes d'infection, le Conseil se demandait quelle était la part des eaux d'épinage épanchées par la savonnerie? Si l'on songe que la fabrication s'y élève annuellement à 3 millions de kilogrammes de savon, on concevra que les eaux d'épinage, par leur température élevée, qui favorise le développement de la fermentation putride dans les matières avec lesquelles elles se trouvent en contact, par leur quantité qui délaie les substances susceptibles de se diviser et facilite leur infiltration dans le sol; enfin, par les éléments même de leur composition qui les rendent propres à dégager de l'hydrogène sulfuré, contribuent, pour leur part, à infecter le cours d'eau en question.

Le Conseil pensait que toutes ces causes d'infection et d'insalubrité disparaîtraient, sans doute ou à peu près, si l'on pouvait changer le régime déplorable de la Chézine, dont le fond irrégulier, le cours sinueux et le défaut de pente suffisante s'opposent à l'écoulement des liquides et donnent lieu à la formation de cloaques dangereux.

Curer la Chézine, redresser son cours, régulariser son fond et le revêtir d'un pavage complet, ou mieux encore d'un dallage cimenté, y opérer de fréquents lavages au moyen du système d'écluses antérieurement décrit, tels étaient les remèdes proposés alors par le Conseil pour s'opposer au mal. Le curage ordonné par l'autorité municipale ne pouvant à lui seul faire disparaître les causes d'infection.

Le 15 octobre 1857, le Conseil reçut de M. le Maire de Nantes, la lettre suivante :

A Messieurs les membres du Conseil de salubrité de Nantes.

« MESSIEURS,

» Par mon arrêté du 22 août (1857), j'ai prescrit le curage de la Chézine dans tout son parcours à travers la commune de Nantes. Cette opération, dans la partie de ce cours d'eau qui est à ciel ouvert, ne présente aucune difficulté ; mais il n'en est pas de même, malheureusement, pour la partie qui est recouverte de voûtes, c'est-à-dire depuis le bas de l'avenue de Launay jusque derrière l'ancien entrepôt. Cette partie, en effet, est transformée en cloaque infect ; une couche de vase épaisse d'un mètre au moins, y séjourne, exhale des gaz délétères et intercepte l'action des marées et le cours des eaux de la partie supérieure de la Chézine. J'ai tout lieu de croire que des hommes ne pourraient, sans danger pour leur vie, être engagés sous ces voûtes empestées ; aussi, a-t-il fallu retirer ceux qui avaient déjà commencé le curage, et il en est résulté pour eux des indispositions graves. Avant de reprendre les travaux, il me semblerait donc indispensable de procéder à l'assainissement de la Chézine dans sa partie voûtée. Pour cela, et comme il n'existe aucune issue dans les voûtes en question, j'ai pensé qu'il y aurait nécessité d'en pratiquer et de créer, de dix mètres en dix mètres, des cheminées d'aération qui arriveraient au niveau du sol où les gaz seraient brûlés à leur sortie du canal.

» Toutefois, Messieurs, je n'ai voulu prendre aucun parti

sur ce grave sujet, avant d'avoir fait un appel à votre expérience et à vos lumières. Veuillez donc, je vous prie, me faire connaître votre opinion sur la nature et l'importance des dangers qu'offrirait le curage de la Chézine, sous les voûtes, dans l'état où se trouve actuellement ce canal. Dans le cas où vous partageriez mon avis sur la réalité de ces dangers, je vous serais bien obligé de me dire si les moyens d'assainissement que je viens d'indiquer vous paraissent suffisants, et dans le cas contraire, de vouloir bien les compléter et me faire connaître ceux que votre sagesse éclairée pourra vous suggérer.... »

Le 21 octobre, le Conseil répondait à M. le Maire que comme lui, il était d'avis qu'on ne pouvait engager des ouvriers dans la partie voûtée de la Chézine, avant d'avoir assaini ce canal, et présentait des moyens pour obtenir ce résultat.

Le 15 décembre suivant, le Maire de Nantes prenait, au sujet de l'état de la Chézine, l'arrêté suivant :

Arrêté concernant l'assainissement de la Chézine dans son parcours à travers la ville de Nantes.

Nous, Maire de la ville de Nantes, sénateur, officier de l'Ordre impérial de la Légion-d'Honneur,

Vu les lois des 14-24 décembre 1789, 16-24 août 1790, 28 pluviôse an VIII, 8 juillet 1837 et 5 mai 1855;

Vu l'article 13 de notre arrêté du 8 juillet 1837 et l'article 2 de notre arrêté du 24 octobre 1853;

Considérant que, depuis plusieurs années, les eaux de la Chézine, dans son cours à travers la ville de Nantes, sont dans un état de corruption capable de compromettre la santé publique ;

Considérant que cette corruption est particulièrement causée par les matières fécales, les ordures, les eaux et résidus d'établissements industriels, etc., etc., qui se déversent incessamment dans cette rivière ;

Considérant qu'il est urgent de remédier à cet état de choses, dans l'intérêt de la salubrité et de la santé publique;

Considérant, d'ailleurs, que le curage de la Chézine ne peut être qu'un moyen inefficace d'assainissement tant que les causes d'infection subsisteront ;

Considérant, enfin, qu'il importe de rendre ce cours d'eau à l'état de salubrité dans lequel il se trouve avant son entrée dans la ville de Nantes :

ARRÊTONS :

ART. 1.

Défense expresse est faite de jeter dans la Chézine des ordures, immondices, paille, balle, débris de bouteilles, de vitres, de poterie, recoupes de ferblanc, gravois, etc. ; d'y verser des matières fécales ou des eaux, résidus et matières provenant d'établissements industriels.

ART. 2.

Il est interdit de prendre, pour l'écoulement des matières fécales provenant des habitations particulières, ou pour l'écoulement des eaux, résidus et matières provenant d'établissements industriels, aucun embranchement, soit directement dans la Chézine, soit dans les toucs et aqueducs qui y aboutissent.

Art. 3.

Les embranchements actuellement existants et qui servent à conduire dans la Chézine les matières fécales provenant d'habitations particulières, ou les eaux, résidus et matières provenant d'établissements industriels, seront supprimés, soit qu'ils aient été pris directement dans cette rivière, soit qu'ils aient été pris dans les toucs et aqueducs qui s'y déversent.

Il est accordé aux intéressés un délai de six mois pour prendre leurs dispositions à cet effet.

Art. 4.

A l'expiration du délai sus fixé, les toucs, aqueducs, etc., qui se déversent dans la Chézine, ne devront plus livrer passage qu'aux eaux pluviales et aux eaux ménagères s'écoulant des habitations.

Art. 5.

L'article 2 de notre arrêté du 24 octobre 1853 est rapporté, mais seulement en ce qui concerne les embranchements pris directement ou indirectement dans la Chézine; il continuera à être exécuté dans toutes les autres parties de la ville.

Art. 6.

Nos précédents arrêtés sur la salubrité, notamment ceux des 8 juillet 1837 et 24 octobre 1853, sont maintenus et confirmés dans toutes celles de leurs dispositions qui n'ont rien de contraire au présent arrêté.

Art. 7.

Les contrevenants aux dispositions qui précèdent seront poursuivis conformément aux lois.

Art. 8.

M. le commissaire central est chargé de la ponctuelle exécution du présent arrêté, qui sera soumis à l'approbation de M. le préfet de la Loire-Inférieure, pour être ensuite publié et exécuté.

Fait en Mairie, à Nantes, le 15 décembre 1857.

Le Maire,
Ferdinand Favre.

Vu et approuvé par nous, préfet de la Loire-Inférieure,

Nantes, le 26 décembre 1857.

Le Conseiller d'Etat, Préfet de la Loire-Inférieure,
Henri Chevreau.

Dès 1858, M. Nicolas Cézard réclama contre l'article premier de l'arrêté précédent qui défend expressément de jeter dans la Chézine des ordures, immondices, balle, paille, débris de bouteilles, de vitres, de poteries, recoupes de ferblanc, gravois; d'y verser des matières fécales ou des eaux, résidus et matières provenant d'établissements industriels.

Il demandait si les eaux pures mais un peu chaudes qu'il envoyait dans la Chézine devaient cesser d'être épanchées dans ce cours d'eau; il faisait remarquer que cette interdiction lui occasionnerait une gêne et une dépense considérable, et priverait les habitants du quartier de l'avantage qu'ils tiraient de cette eau chaude, dans laquelle un grand nombre de femmes viennent laver leur linge.

A cette occasion, M. le Maire consulta le Conseil pour savoir si l'on pouvait sans inconvénient permettre d'écouler dans la Chézine les eaux pures, mais chaudes de la raffinerie Nicolas Cézard et d'autres établissements.

Le Conseil répondit : Qu'en principe, les eaux pures ne contenant aucune substance organique, telles que les eaux de condensation des machines à vapeur, pouvaient sans inconvénient être déversées dans la Chézine, mais que, dans le cas actuel, il importait de faire une distinction.

D'après lui, deux obstacles s'opposaient à l'assainissement immédiat de la Chézine :

1° Le défaut de régularité de son fond;

2° L'engorgement de la partie voûtée de cette rivière, qui exige des travaux préalables avant de pouvoir être attaqué.

Le Conseil ajoutait que, dans l'état actuel, toutes les usines placées au-dessous du cloaque pourraient sans inconvénient être autorisées à déverser des eaux pures dans la Chézine, nonobstant la température plus ou moins élevée de ces liquides. En ce qui concernait l'usine de M. Nicolas Cézard, le fait, selon lui, avait bien plus d'importance, puisque les eaux qui en provenaient alimentaient un lavoir très utile à la population pauvre du quartier.

Quant aux établissements riverains du cours supérieur de la Chézine, il pensait qu'il était convenable de leur appliquer l'arrêté municipal dans toute sa rigueur, jusqu'à ce que les travaux d'assainissement aient été achevés, et que le fond de la Chézine ait été nivelé et recouvert d'un pavé ou d'un dallage régulier. Après l'achèvement de ces travaux, il n'y aurait plus le moindre danger à permettre aux fabriques d'épancher leurs eaux pures dans la rivière, à l'exclusion absolue de tout autre liquide, tel, par exemple, que les eaux d'épinage des savonneries.

Le 5 mars dernier, M. le Maire adressait à M. le vice-président du Conseil central d'hygiène et de salubrité, la lettre suivante :

« MONSIEUR LE PRÉSIDENT,

» Depuis longtemps je m'occupe de l'assainissement de la Chézine, et j'y ai fait exécuter des travaux de curage assez importants sans que l'état de ce cours d'eau ait été amélioré d'une manière bien sensible.

» Afin d'atteindre le but que je me propose, j'ai l'honneur de vous prier, Monsieur le président, d'avoir la bonté d'appeler la commission que vous présidez à indiquer les travaux qui lui paraîtraient de nature à assainir le cours d'eau dont il s'agit.

» J'appelle tout particulièrement son attention sur les questions suivantes :

» 1° Y a-t-il inconvénient grave à permettre l'écoulement dans la Chézine des eaux chaudes de la raffinerie Cézard ?

» 2° Quels sont les autres établissements industriels qui concourent le plus à l'insalubrité par l'écoulement de leurs eaux ou autres résidus à la Chézine ?

» Agréez, Monsieur le président, l'assurance de ma considération très distinguée.

» *Le Maire,*

» Signé : P. CUISSART,

» adjoint. »

Le Conseil se réunit le 25 du même mois pour étudier les questions qui lui étaient posées, et il se rendit sur les rives de la Chézine, qu'il suivit depuis le pont de Gigant jusqu'au quai de la Fosse.

Il constata tout d'abord que la hauteur des eaux ne pouvait lui permettre de se rendre un compte exact de l'état des lieux, et qu'il lui serait nécessaire de s'en rapporter à ses précédentes inspections.

Il put cependant s'assurer que la savonnerie de MM. Serpette et Lourmand, ainsi que les raffineries de MM. Nicolas Cézard et Cossé, jetaient les eaux de condensation de leurs machines dans la Chézine.

Quant aux inconvénients que ces liquides peuvent déterminer, le Conseil renvoie à son rapport de 1858, cité plus haut.

Du reste, les eaux de condensation sont certainement la moindre cause de l'insalubrité du cours d'eau qui nous occupe. Les liquides que les ruisseaux charrient en abondance, de tous les points des coteaux qui entourent le vallon de la Chézine, et qui y arrivent chargés de résidus de nombreuses fabriques, de cuisines et de matières fécales, sont bien certainement les agents les plus actifs de corruption.

Le Conseil a encore reconnu que le règlement municipal qui défend de rien jeter dans la Chézine n'était nullement observé.

En raison de tant de causes d'insalubrité et de l'insuffisance évidente des moyens employés jusqu'à ce jour pour les détruire, le Conseil est d'avis de proposer à l'administration municipale de transformer en égoût couvert le lit de la Chézine, dans son cours urbain. Elle concilierait ainsi les intérêts des établissements industriels qui s'élèvent en si grand nombre dans le quartier de Launay et concourent à la prospérité de la ville, avec les précautions à prendre pour garantir la santé des habitants.

La ville de Nantes a un exemple à suivre dans cette voie, c'est celui que lui offre la ville de Paris.

Ses magistrats municipaux, après avoir rédigé de nombreux règlements, imposé des sacrifices onéreux à ses finances et à celles des propriétaires riverains, pour assainir le lit de la petite rivière de Bièvre, furent obligés d'en venir à voûter et à transformer ainsi en égoût ce cours d'eau jusqu'alors si malsain.

Le Conseil résume donc ainsi ses propositions relativement à l'assainissement de la Chézine :

1° Rectifier son cours autant qu'il sera possible afin de rendre les travaux de maçonnerie moins onéreux et d'augmenter la pente qui ne sera jamais trop considérable. Les changements de direction de l'égoût seront soigneusement arrondis ; aucun angle, aucune saillie ne devra s'y rencontrer dans tout son parcours. Les gaz qui s'y amasseraient, les productions végétales que l'humidité, la température, la nature des émanations y développeraient pourraient facilement devenir l'origine des plus graves infections ;

2°. Le plancher supérieur de l'égoût sera voûté et la voûte sera percée de jours multipliés autant que possible, et fermés ordinairement par des dalles en granit ou des plaques de fonte. Ces jours auront pour objet non-seulement de multiplier les communications de l'égoût avec l'air extérieur et de contribuer ainsi directement à l'assainir lorsqu'on voudra le nettoyer, mais de fournir le moyen de le purifier plus complètement encore au moyen de cheminées faisant appel, de permettre d'aborder séparément chacun des points de l'égoût sans y parcourir de longs trajets, de procurer des issues faciles et rapprochées aux ouvriers qui y travailleront ;

3° L'égoût devra présenter une hauteur telle qu'un homme puisse la parcourir sans se baisser. On a dû à Paris la mort de quelques hommes, à la faible élévation de la voûte de certains égoûts. Sa largeur sera suffisante pour que, dans les crues d'hiver, les eaux du ruisseau puissent s'écouler facilement ;

4° Le radier ou plancher inférieur devra présenter une surface concave et ne sera pas pavé. Le courant des liquides et des solides que ceux-ci peuvent entraîner, les rats qui pullulent dans la Chézine, ne tarderaient pas à les dégrader et à creuser des trous profonds, réceptable de vases et sources d'émanations infectes. Les dalles elles-mêmes laisseraient entre elles de légers intervalles qui pourraient s'agrandir, les déchausser, et aboutir au même résultat que les pavés. On évitera ces inconvénients au moyen d'une bonne maçonnerie, soit en moëllons durs, en cailloux ou en briques bien cuites, soit enfin en béton ; mais dans tous les cas, enduite sur toutes ses faces apparentes d'un mortier hydraulique bien lissé ;

5° Si une distribution d'eau potable ne peut avoir lieu dans une ville sans qu'un système d'égoûts soit construit pour en perdre le surplus, un système d'égoûts ne peut être construit dans des conditions hygiéniques et salubres sans que préalablement on se soit assuré des quantités d'eau suffisantes pour les laver. Le Conseil propose donc, pour obtenir ce résultat, la construction d'écluses disposées de manière à retenir, au moyen d'un barrage, en amont du pont de Gigant, les eaux de la Chézine, et y réunir celles fournies par le service d'eau qui proviennent de la pente du coteau de Gigant, puis de placer à l'embouchure de la Chézine, une autre écluse qui permette l'écoulement des liquides sales et admette l'eau des marées;

6° Enfin, si l'administration ne peut s'occuper immédiatement de la construction de voûtes dans tout le parcours urbain de la Chézine, le Conseil est d'avis qu'elle commence ce travail par la partie la plus rapprochée de son embouchure.

Nantes, 15 avril 1864.

Nantes, Imp. de Mme ve Mellinet, place du Pilori, 5.

www.ingramcontent.com/pod-product-compliance
Ingram Content Group UK Ltd.
Pitfield, Milton Keynes, MK11 3LW, UK
UKHW012132240726
13965UKWH00005B/2132